BEI GRIN MACHT SICH IHR WISSEN BEZAHLT

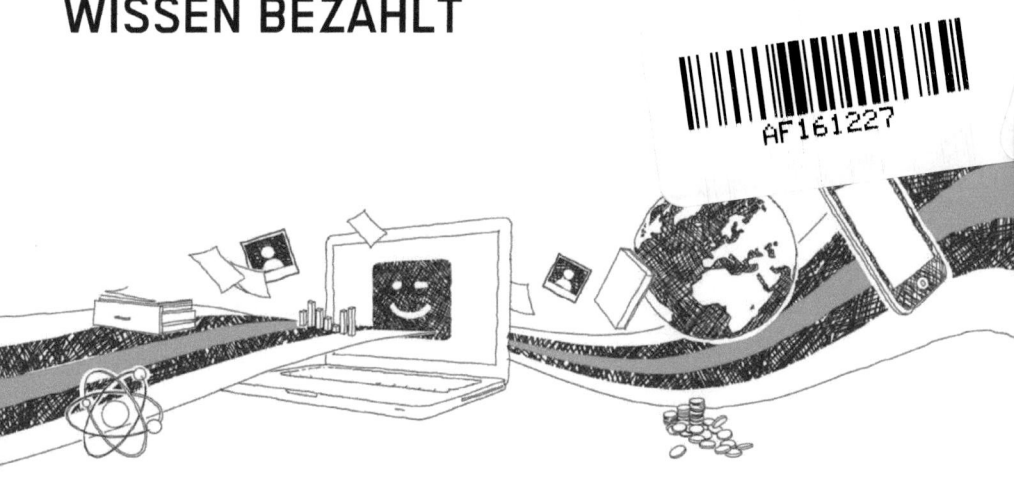

- Wir veröffentlichen Ihre Hausarbeit, Bachelor- und Masterarbeit

- Ihr eigenes eBook und Buch - weltweit in allen wichtigen Shops

- Verdienen Sie an jedem Verkauf

Jetzt bei www.GRIN.com hochladen und kostenlos publizieren

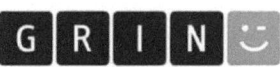

Bibliografische Information der Deutschen Nationalbibliothek:

Die Deutsche Bibliothek verzeichnet diese Publikation in der Deutschen Nationalbibliografie; detaillierte bibliografische Daten sind im Internet über http://dnb.d-nb.de/ abrufbar.

Dieses Werk sowie alle darin enthaltenen einzelnen Beiträge und Abbildungen sind urheberrechtlich geschützt. Jede Verwertung, die nicht ausdrücklich vom Urheberrechtsschutz zugelassen ist, bedarf der vorherigen Zustimmung des Verlages. Das gilt insbesondere für Vervielfältigungen, Bearbeitungen, Übersetzungen, Mikroverfilmungen, Auswertungen durch Datenbanken und für die Einspeicherung und Verarbeitung in elektronische Systeme. Alle Rechte, auch die des auszugsweisen Nachdrucks, der fotomechanischen Wiedergabe (einschließlich Mikrokopie) sowie der Auswertung durch Datenbanken oder ähnliche Einrichtungen, vorbehalten.

Impressum:

Copyright © 2010 GRIN Verlag, Open Publishing GmbH
Druck und Bindung: Books on Demand GmbH, Norderstedt Germany
ISBN: 9783640536429

Dieses Buch bei GRIN:

http://www.grin.com/de/e-book/145468/qigong-das-spiel-der-tiere-nach-prof-jiao-guorui

Anne Merz

Qigong - Das Spiel der Tiere - nach Prof. Jiao Guorui

Qigong mit geistig behinderten Schülern

GRIN Verlag

GRIN - Your knowledge has value

Der GRIN Verlag publiziert seit 1998 wissenschaftliche Arbeiten von Studenten, Hochschullehrern und anderen Akademikern als eBook und gedrucktes Buch. Die Verlagswebsite www.grin.com ist die ideale Plattform zur Veröffentlichung von Hausarbeiten, Abschlussarbeiten, wissenschaftlichen Aufsätzen, Dissertationen und Fachbüchern.

Besuchen Sie uns im Internet:

http://www.grin.com/

http://www.facebook.com/grincom

http://www.twitter.com/grin_com

Qigong yansheng

Das Spiel der 5 Tiere

mit geistig behinderten Kindern

nach Prof. Jiao Guori

von Anne Merz

**Wenn wir die Menschen nur nehmen, wie sie sind,
so machen wir sie schlechter;
wenn wir sie behandeln, als wären sie, was sie sein sollten,
so bringen wir sie dahin, wohin sie zu bringen sind.**
(Johann Wolfgang von Goethe)

Inhaltsverzeichnis

1. Geistige Behinderung – Definition   Seite 4

2. Schulgesetz und Lehrplan der Förderschule   Seite 5

3. Eigene Erfahrungen   Seite 6

4. Methodik und Didaktik   Seite 7

5. Stehen wie eine Kiefer   Seite 9

6. Beobachtung und Auswertung der Kiefer   Seite 10

7. Qigong Yangsheng   Seite 11

8. Medien für die Unterrichtsstunde   Seite 11

9. Das Spiel des Bären   Seite 13

10. Das Spiel des Kranichs   Seite 16

11. Das Spiel des Tigers   Seite 18

12. Das Spiel des Hirschen   Seite 21

13. Das Spiel des Affen   Seite 24

17. Literaturliste   Seite 25

Geistige Behinderung - was bedeutet dieser Begriff?

Heinz Bach 1976
Als geistigbehindert gelten Personen, deren Lernverhalten wesentlich hinter der auf das Lebensalter bezogenen Erwartung zurückbleibt und durch ein dauerndes Vorherrschen des anschauend-vollziehenden Aufnehmens, Verarbeitens und Speicherns von Lerninhalten und eine Konzentration des Lernfeldes auf direkte Bedürfnisbefriedigung gekennzeichnet ist, was sich in der Regel bei einem Intelligenzquotienten von unter 55/60 findet. Geistigbehinderte sind zugleich im sprachlichen, emotionalen und motorischen Bereich beeinträchtigt und bedürfen dauernd umfänglicher pädagogischer Maßnahmen. (1)

Juristische Definition in Deutschland
Im bundesdeutschen Recht wird die Behinderung im Sozialgesetzbuch IX (§ 2 Abs. 1) so festgelegt: Menschen sind behindert, wenn ihre körperliche Funktion, geistige Fähigkeit oder seelische Gesundheit mit hoher Wahrscheinlichkeit länger als sechs Monate von dem für das Lebensalter typischen Zustand abweichen und daher ihre Teilhabe am Leben in der Gesellschaft beeinträchtigt ist. Sie sind von Behinderung bedroht, wenn die Beeinträchtigung zu erwarten ist.

Schulgesetz der Schule mit dem Förderschwerpunkt ganzheitliche Entwicklung

In den Richtlinien der Schulen mit dem Förderschwerpunkt ganzheitliche Entwicklung (im folgenden Förderschule genannt) steht zum Recht auf schulische Bildung folgendes:
Kinder und Jugendliche zwischen sechs und achtzehn Jahren haben in unserem Land das Recht, verbunden mit der Pflicht, eine systematische Unterstützung ihrer Entwicklung in Anspruch zu nehmen. Ihre Fähigkeiten, ihre Möglichkeiten sollen genutzt, ihre Kenntnisse und Handlungsmöglichkeiten ausdifferenziert und ihre sozialen und emotionalen Anlagen vertieft werden. (2)

Lehrplan der Förderschule für ganzheitliche Entwicklung

Der Lehrplan der Förderschule fordert psychomotorische Bewegungserziehung als wichtiges Lern-, Erfahrungs- und Bewährungsfeld, in dem im besonderem Maße auch soziale Kompetenzen vermittelt werden können:
- Zur Entwicklung von Wahrnehmungs- und Orientierungsfähigkeit und zur Freude an der eigenen Bewegung
- Zur Förderung von Eigenaktivität, Fantasie und der Koordinationsfähigkeit
- Zur Herausbildung einfacher Bewegungsmuster und zur Überwindung körperlicher Hemmungen/Beeinträchtigungen
- Zur Überwindung von sprachlichen Hemmungen, zur Anbahnung von Partner- und Gruppenfähigkeit und zum Informationsaustausch
- Zur Bewältigung von emotionalen Konflikten, Aggressionen, Misserfolgserlebnissen u.a.m.
- Der Auswahl und der Einhaltung von Spielregeln, des fairen Umgangs miteinander und Schaffung eines sozialen Wohlbefindens

Motorische Kompetenzen sind grundlegend und unentbehrlich für die Ausführung komplexerer Bewegungen und Alltagshandlungen sowie für alle sportlichen Aktivitäten.
Dies ist nicht durch bloße motorische Ertüchtigung und physiotherapeutische Funktionsübungen zu erreichen, vielmehr ist es erforderlich, dass das Kind über bzw. durch Bewegung sich und seine Umwelt wahrnimmt. Den eigenen Körper kann ein Kind nur erfahren und erleben, ein Bewusstsein davon entwickeln, wenn es sich bewegt oder bewegt wird und dabei seinen Körper und dessen einzelne Teile in unterschiedlichen Lagen und im Rahmen vielfältiger Handlungen wahrnimmt. Hinzu kommen soziale und emotionale wie auch kognitive und kommunikative Prozesse. (2)

Eigene Erfahrungen

Die defizitäre Sicht, wie Bach 1976 geistige Behinderung definiert, die hauptsächlich das Nicht-können beschreibt, möchte ich so im Schulalltag nicht aufrecht erhalten.
Von ökologischen Ansätzen wissen wir, dass sich menschliche Entwicklung, und damit auch geistige Behinderung, dynamisch im Austausch von Individuum und Umwelt vollzieht. Aus dieser Sicht besteht Behinderung in gestörter Integration des betreffenden Menschen in sein Umfeldsystem.
So entwickeln sich auch geistig behinderte Kinder dynamisch im Austausch mit ihrem Umfeld. Durch verbesserte Umfeldbedingungen kann ein Mensch demnach weniger behindert sein als zuvor.

Auch geistig behinderte Schüler und Schülerinnen haben sehr viele Ausdrucksmöglichkeiten und Fähigkeiten ihren Alltag zu gestalten. Sie unterscheiden sich aber in Tempo und Intensität der Verarbeitung der angebotenen Lerninhalte deutlich von der Gruppe der gleichaltrigen normalbegabten Schüler.
Geistig behinderte Kinder lernen unter anderem, durch Nachahmung und emotionale Koppelung an ihre sozialen Bezugspersonen.
So hat der Lehrer/die Lehrerin zunächst die Aufgabe durch Empathie das Vertrauen des Kindes zu gewinnen, um so den Schulalltag zu gestalten, und ein angenehmes Lernklima zu schaffen.
Daraus ergibt sich für mich die Aufgabe, jeden einzelnen Schüler /Schülerin individuell zu akzeptieren, den aktuellen Wissens- und Könnensstand zu eruieren und ein Konzept zur Förderung zu entwickeln.

Seit vielen Jahren übe ich Qigong und habe immer wieder kleine Übungen wie: - Hände reiben, Gesicht waschen, Ohren reiben, Haare kämmen und sammeln im Dantian - in meiner Klasse mit Schülern zwischen acht und zwölf Jahren praktiziert.
Dabei konnte ich feststellen, dass schon nach recht kurzen Übungsphasen (circa 5 Minuten) die Konzentration und Ausdauer meiner SchülerInnen bei nachfolgenden kognitiven Aufgaben deutlich zunahm. Dadurch ermutigt wählte ich zunächst einfache Übungen aus dem Lehrsystem des Qigong Yangsheng von Professor Jiao Guorui und „erfand" dazu Geschichten, die den Kindern ermöglichten sich mit den Bewegungsabläufen vertraut zu machen und sich damit zu identifizieren.
Anhand von Bildern, Fotos oder konkreten Gegenständen konnten die Schüler „begreifen" was sie darstellten.

Methodik und Didaktik

Zum Stundenaufbau und der Methodik des Lehrens muss das besondere Lernverhalten der Schüler berücksichtigt werden.

1. sie sind überwiegend sachverhaftet ansprechbar:
   - angebotene Inhalte müssen real begreifbar gemacht werden

2. sie sind vor allem sensorisch und motorisch aufnahmebereit
   - Inhalte müssen anschaulich dargestellt und vermittelt werden
   - Bewegungsmuster müssen „erarbeitet" werden, oft fehlt Bewegungserfahrung

3. sie benötigen spezielle Führung
   - die Kinder brauchen die positive Zuwendung des Lehrers
   - sie benötigen häufige Motivation zur Weiterarbeit
   - die Vorhaben müssen in kleine Schritte gegliedert / strukturiert werden
   - Ziele müssen für die Kinder erreichbar sein – Erfolgserlebnisse sind wichtig

4. sie besitzen eine sehr gemäßigte Lerndynamik
   - die Lernprozesse sind verlangsamt
   - die Lernprozesse sind zeitlich begrenzt
   - die Lernprozesse sind verflacht

5. sie benötigen permanente Anregung
   - sie besitzen einen eigenen Lernrhythmus
   - sie benötigen häufige Übungen, Wiederholungen, bis hin zum Einschleifen

6. sie sind oft motorisch gestört
   - häufig verlangsamtes Bewegungstempo
   - Mängel in der Bewegungskoordination
   - Schwächen in der Bewegungsgenauigkeit

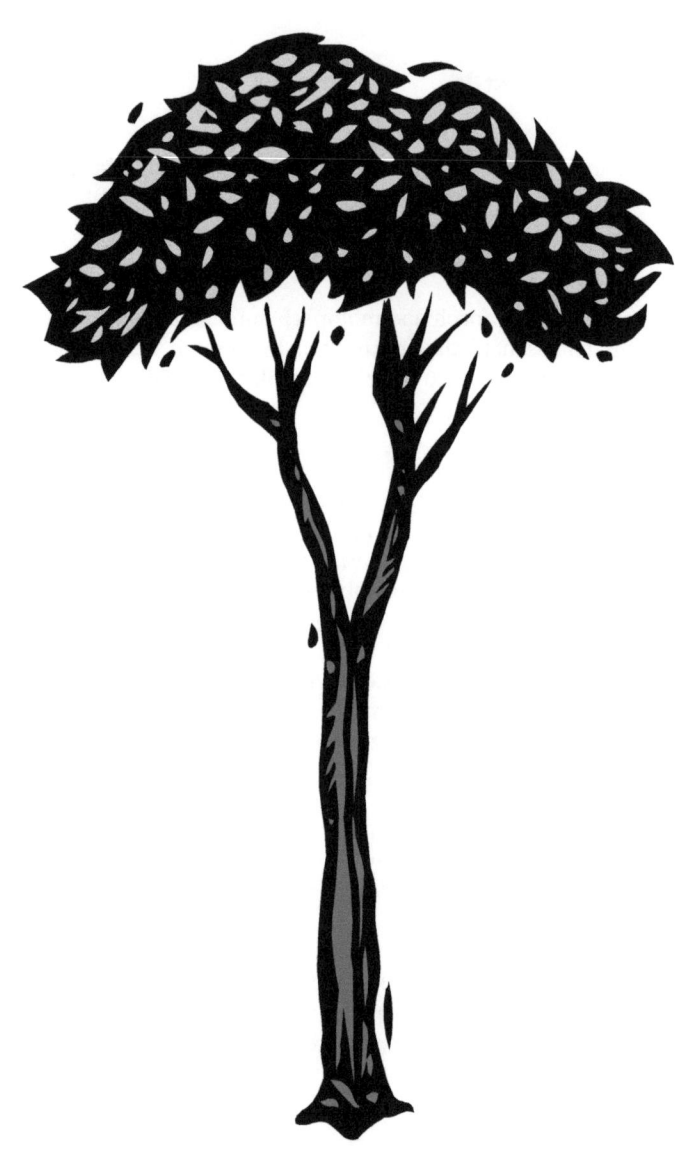

Kiefer

Nachdem wir uns in der Natur verschiedene Bäume, auch Kiefern angeschaut hatten, konnten die Schüler sich Fotos, Baumpuzzle, Zeichnungen und Bücher ansehen und auch malen.
Danach forderte ich die Kinder auf, im Raum einen Baum darzustellen. Beim gegenseitigen Betrachten stellten wir fest, dass jeder „Baum" anders aussah. Arme und Hände nach unten oder oben. Füße eng aneinander oder nur auf einem Fuß stehen usw. Nach dieser Phase des Ausprobierens kam dann das Üben des korrekten Stehens.
Manche Schüler benötigten am Anfang Hilfe zum festen Stehen. So beschaffte ich Fußsohlen aus Teppichboden, auf denen die Schüler stehen konnten. Dadurch konnte ich den Abstand der Füße zueinander vorgeben, und auch für die Kinder die Orientierung im Raum erleichtern. Nach dieser Vorbereitung „unten fest- oben leicht" konnte die Geschichte beginnen.

Kurzinformation zur Kiefer
Nadelbaum, der in nördlichen, gemäßigten Zonen der Erde wächst. Es gibt über 80 Arten. Bei uns sind Föhre und Latsche heimisch. (6)

> Auf einer Wiese steht eine wunderschöne große Kiefer. Ihre Wurzeln sind ganz tief in die Erde gewachsen. So kann der Baum nach oben wachsen und trotzdem fest auf der Wiese stehen. Die Kiefer reckt die Äste nach oben (Hände und Arme) um sich der Sonne entgegen zu strecken. Ganz weit und hoch wachsen die Äste. Spürt ihr schon die warmen Sonnenstrahlen. Die Kiefer freut sich. Da kommt ein leichter Wind, der die Äste hin und her bewegt, auch ein wenig auf und ab. Die Wurzeln (Füße) bleiben fest in der Erde, auf dem Boden. Aus dem leichten Wind wird plötzlich ein Sturm. Die Kiefer schaukelt hin und her, nach vorn und zurück, aber die Füße bleiben fest stehen, Die Kiefer fällt nicht um. Der Sturm lässt nun wieder nach und die Kiefer steht noch immer fest auf der Wiese. Als es Abend wird sinken die Äste langsam nach unten. (Arme seitlich nach unten, Handflächen zur Hosennaht) Die Kiefer ruht sich nun aus. Die Äste bewegen sich nur noch ganz wenig nach außen und wieder zurück.

Die Geschichte kann beliebig erweitert oder gekürzt werden, je nach Aufnahmebereitschaft und Durchhaltevermögen der SchülerInnen.
So kann es noch regnen oder schneien. Es kann ein Gewitter kommen. Ein Schmetterling oder ein Vogel landet im Baum u.s.w.
  - Im weiteren Verlauf können einzelne Kinder selbst eine kleine Geschichte erfinden.
  - Es kann ein kleiner Wettbewerb entstehen: Wer kann am längsten wie eine Kiefer stehen?

Beobachtung und Auswertung der Kiefer

Während dieser Übungen konnte ich sehr gut beobachten, wie Kinder, die vorher oft unruhig im Klassenraum umherstreifen über einen längeren Zeitraum ruhig auf einem vorgegebenen Platz stehen konnten. Das feste Stehen vermittelte ihnen Sicherheit im Raum. Sie konnten sich gut mit der Kiefer identifizieren, kamen dadurch zur Ruhe und nahmen ihre Beine und Füße anders als gewohnt wahr.

Qigong Übungen ermöglichen dem Kind, den eigenen Körper oder einzelne Körperteile ganz bewusst und intensiv wahrzunehmen, und vor allem sich im Rahmen der eigenen Möglichkeiten zu bewegen oder sich in einer Position zu halten.

Im Gegensatz zur Krankengymnastik (die notwendig ist und von mir nicht in ihrer Auswirkung angezweifelt wird), wo die Kinder eher passiv durchbewegt, einzelne Muskeln und Sehnen gedehnt werden, können die Kinder sich beim Qigong mit den Übungen identifizieren. Das Kind selbst wird „Kiefer". So kann ein intensiver Bezug zum eigenen Körper gefunden werden.

Vor allem nach dem Üben der Kiefer konnte ich beobachten, dass SchülerInnen besser in der Lage waren beide Füße fest auf dem Boden zu lassen - auch bei anderen Gelegenheiten. Das verbessert die aufrechte Haltung, ein korrektes Körperschema kann erst so aufgebaut werden, und die Kinder haben auch noch Spaß daran.

Diese Erfahrung ermutigte mich, klassenübergreifend eine Arbeitsgemeinschaft (AG) für Qigong Yangsheng, nach dem Lehrsystem von Professor Jiao, mit dem Inhalt „das Spiel der 5 Tiere" anzubieten.

Die SchülerInnen an unserer Schule können sich jeweils für ein Schulhalbjahr eine AG auswählen. Es arbeiteten drei Schüler und drei Schülerinnen in dieser AG mit.

Qigong Yangsheng klassenübergreifend
Das Spiel der fünf Tiere nach Professor Jiao Guorui (3)
Mit Einbeziehung verschiedener Ideen aus dem Buch Qigong in der Schule (5)
Vorbereitung:
Da sich die Gruppe nur vierzehntägig in der Turnhalle trifft, halte ich es für besonders wichtig die Stunde immer gleichbleibend zu gestalten. Wir beginnen also immer mit dem Ritual des Abklopfens, stehen dann wie eine Kiefer, und enden nach dem Abschluss immer mit: reibe die Shenshu (Nieren), schließe den Daimai (Kräftegürtel), reibe das Dantian (den Bauch) und Sammeln im vorderen Dantian. Danach legen sich die Schüler auf eine Wolldecke, ruhen in Stille oder mit leiser Musik im Hintergrund. Wenn wir noch genügend Zeit haben, können sich die Schüler gegenseitig in der entsprechenden Tierform massieren. (Diese „Massage" wurde vorher erarbeitet.) Die SchülerInnen genießen diese Ruhephase sehr. Ganz zum Schluss werden sie von mir mit dem Gong einer Klangschale wieder „geweckt". Wichtig ist auch, dass der Lehrer die Übungen korrekt vormacht. Die Schlüsselpunkt für Qigong und für das Spiel der fünf Tiere sollten dem Lehrenden bekannt sein, und den SchülerInnen vermittelt werden. Bei geistig behinderten Kindern geschieht dies am besten durch Nachahmung. Durch wiederholtes Üben können auch Haltungsfehler oder Bewegungsmuster verbessert werden, die Freude am Spiel der Tiere gilt es aber vorrangig zu erhalten. Deshalb gilt für alle Geschichten das Prinzip:
Das Vorgegebene muss nicht exakt eingehalten werden, sondern auch auf spontane Einfälle der SchülerInnen sollte reagiert werden können.
Hier können und dürfen SchülerInnen ihre Fantasie zum Teil ausleben.
Qigong bietet den Kindern ein Chance sich zu profilieren, die vielleicht beim Gebrauch der Kulturtechniken - Lesen, Schreiben, Rechnen – weniger stark sind. Auch verbale Fähigkeiten müssen nicht im Vordergrund stehen – vormachen genügt.
Als pädagogische Wirkung ist zu nennen: Qigong baut Stress ab, verbessert den Lernzustand und fördert die Gesundheit.
Medien für die Unterrichtsstunde:
- lockere Kleidung, dicke Socken, eine Wolldecke für jeden SchülerInn, Klangschale, CD Player, CD´s mit Meditationsmusik (4), Bilder, „Geschichte"
In jeder ersten Stunde bei der Einführung eines Tieres sollte den SchülerInnen die Gelegenheit gegeben werden, ihre Erfahrungen zum Tier zu berichten. Wer hat schon einmal einen Bären, Kranich, Tiger, Hirsch oder Affen gesehen? Im Fernsehen? Im Tierpark? Im Buch? u.s.w. Eventuell kann auch ein Besuch im Tierpark oder Zoo vorausgehen. Die SchülerInnen sollten sich nach ihrer Vorstellung wie das entsprechende Tier bewegen. Videos, Fotos, Bilder, oder Stofftiere können hilfreich sein. Erst nach dieser Erarbeitungsphase sollte mit dem Spiel des entsprechenden Tieres nach Professor Jiao begonnen werden.

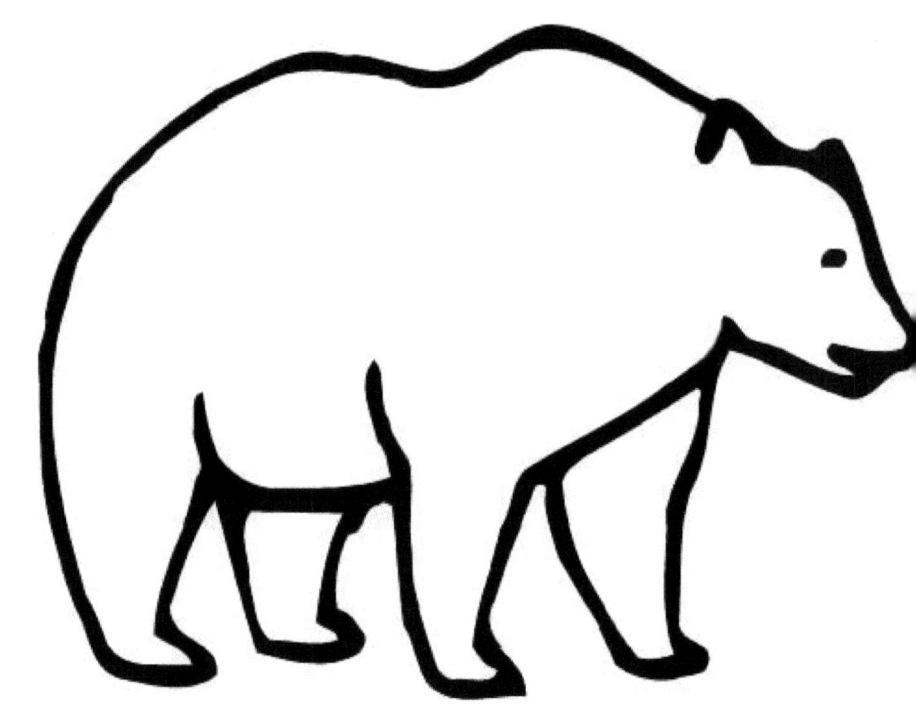

Bär

Kurzinformation zum Bären
Raubtiere mit dickem Pelz und kurzem Stummelschwanz. Sie sehen plump aus, können aber recht schnell laufen, geschickt klettern und gut schwimmen. Bären sind Allesfresser, ernähren sich aber meist von Pflanzen. (6)

Das Spiel des Bären

Ein großer, dicker Bär liegt in seiner Höhle und macht seinen Winterschlaf.
Langsam erwacht der Bär. Er reckt sich und streckt sich. Er gähnt ganz laut, hockt sich auf die Knie, reibt seine Augen und brummt vor sich hin. Langsam steht er auf und geht nach draußen vor seine Höhle. Hier reckt und streckt er sich wieder und gähnt noch einmal ganz laut. Dann bleibt er vor seiner Höhle stehen.
Der Bär stellt seine Füße fest auf den Boden. Noch schwankt er ein wenig nach links und nach rechts, nach vorne und nach hinten. Langsam bekommt er eine feste Verbindung zum Boden und steht ganz sicher da. Probiert die Bewegungen des Bären nachzumachen, aber bleibt fest stehen. Jetzt richtet euch auf. (Füße in Grundstellung, Tatzen vor dem Unterbauch zu hohlen Fäusten formen)
Der Bär steht groß und mächtig da. Er zeigt seine Pranken, macht lockere Fäuste und schaut sich um. Er hat Hunger. Deshalb beschließt er hinunter zum See zu gehen.

Schritt des Bären
Der Bär stellt den linken Fuß nach vorne mit einem leichten Plumps auf. Er zieht seine Pranken als Fäuste ein bisschen zum Bauch und bewegt sie dann nach außen in einen Kreis nach vorn. Jetzt steht er mehr auf dem linken Fuß und schaut sich um. Nun holt er den rechten Fuß nach vorn und schiebt seine Pranken wieder vor den Bauch. Dann setzt er den rechten Fuß mit einem leichten Plumps nach vorn. So geht der Bär Schritt für Schritt durch das Gebüsch weiter. Er brummt fröhlich vor sich hin. Mit seinen Pranken schiebt er das Gebüsch zur Seite.
Dann begegnen sich zwei Bären:
- Zuerst beschnuppern sie sich
- Dann lehnen sie die Schultern aneinander
- Sie reiben sich mit dem Rücken aneinander
- Sie brummen genüsslich vor sich hin
- Dann gehen sie weiter durch den Raum und suchen sich einen anderen
Bären
Wenn sich alle begrüßt haben, gehen die Bären zusammen weiter zum See.

Der Bär schwankt, rüttelt und schüttelt
Der Bär zeigt seine Größe, er setzt erst den linken Fuß nach vorn, hebt dann die linke Pranke und bewegt sie langsam nach links vorn, dabei zieht er die rechte Pranke nach rechts hinten. Nun verlagert er sein Gewicht nach links vorn und richtet seinen Oberkörper noch etwas mehr auf. Dann geht er mit dem rechten Fuß nach vorn, und nimmt auch die rechte Pranke nach vorn, während er die linke Pranke nach hinten zieht. Beide Pranken kommen wieder vorn vor dem Bauch zusammen. So marschiert der Bär immer weiter in Richtung See. Das Gehen ist für den Bären ganz schön anstrengend. Als er am See ankommt, muss er gähnen, so müde ist er geworden. Deshalb legt er sich in das weiche Gras und schläft ein wenig.

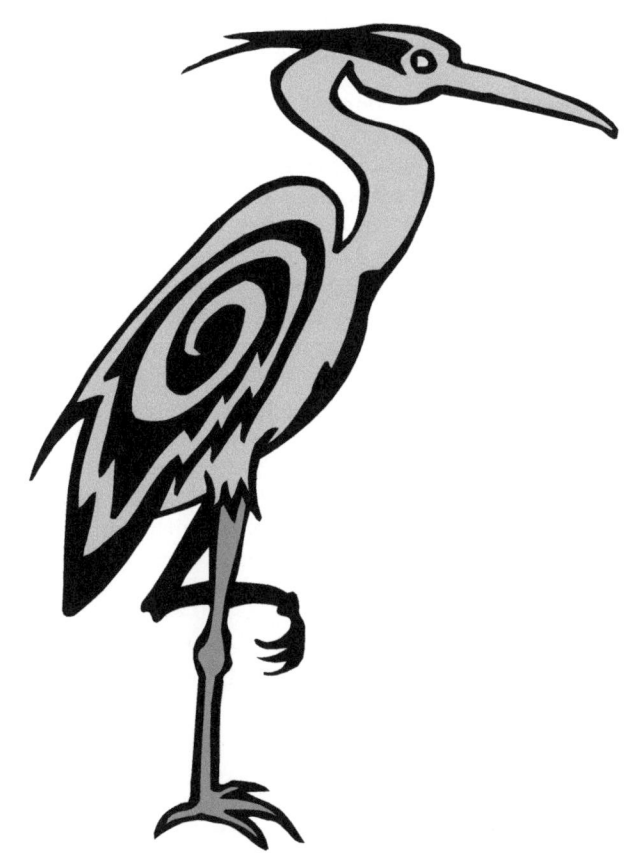

Kurzinformation zum Kranich
bis 1,5 m langer, hochbeiniger Vogel mit langem Hals, kleinem Kopf und spitzem Schnabel. Er ist in Mitteleuropa sehr selten geworden. Kranich sind Zugvögel. (6)

Das Spiel des Kranichs

Der Kranich steht im See
Der Kranich steht stolz und aufrecht im Wasser *(Füße in Grundstellung)* Der Oberkörper ist aufgerichtet, auch der Hals und Kopf sind nach oben gereckt. Die Knie sind locker, jetzt liegen die Flügel vor den Bauch. Die Hände und Finger sind aus Federn, spürt einmal wie leicht sie jetzt sind.

Schritt des Kranich – Der Kranich schreitet ans Ufer

Nun dreht der Kranich sich ein wenig nach links, hebt den linken Fuß und stellt ihn kurz vor sich auf den Zehenspitzen ab. Dabei öffnet er langsam ein wenig seine Schwingen und zieht sie durchs Wasser nach außen. Nun schüttelt der Kranich sein Federkleid und schaut freundlich und gelassen in die Runde. Er schließt seine Flügel wieder, setzt den linken Fuß fest auf, und stellt den rechten Fuß zum linken fuß nach vorn. Dann dreht er sich ein wenig nach rechts und geht mit dem rechten Fuß nach vorne. Jetzt kann er seine Flügel wieder öffnen. So geht er immer weiter, bis er aus dem Wasser herauskommt.

Der Kranich breitet seine Flügel aus
Jetzt steht der Kranich am Ufer. *(Grundstellung)* Er hebt seine mächtigen Flügel als wollte er fliegen. Dabei dreht er sich nach links und steht fest auf dem rechten Bein, den linken Fuß hebt er ein wenig. Dann schließt er seine Flügel wieder, stellt den linken Fuß auf den Boden und kommt mit dem rechten Fuß nach vorn. Nun dreht er sich nach rechts, stellt sich auf den linken Fuß und hebt den rechten Fuß ein wenig in die Höhe. Nun steht er auf einem Bein. Er kann den anderen Fuß bis zum Knie hochziehen. Der Oberkörper bleibt dabei hoch aufgerichtet. So kann der Kranich Schritt für Schritt weiter am Ufer entlanggehen. Dabei begegnet er noch anderen Kranichen.

Die tanzenden Kraniche
Zwei Kraniche begegnen sich und begrüßen sich mit den Flügeln. *(Seitlich stehen)* Dabei stehen sie zuerst fest auf beiden Beinen. Später hebt jeder Kranich ein Bein.
Versucht das einmal ohne dabei umzufallen!
Wenn die Kraniche müde geworden sind, können sie langsam zurück zur Wolldecke schreiten, sich hinlegen und ausruhen.

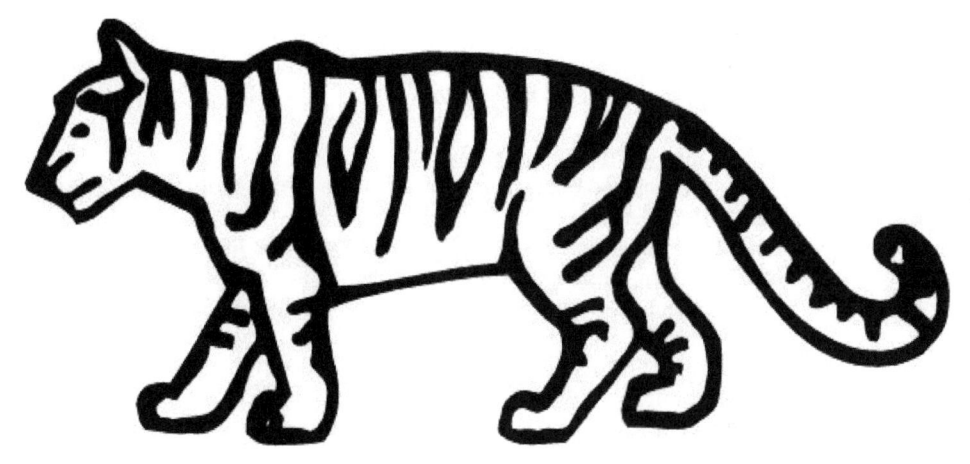

Tiger

Kurzinformation zum Tiger
mit ca. 2.80 m Länge größte Raubkatze. Sein Fell ist gelbbraun mit schwarzen Querstreifen. Er lebt in dichten Wäldern von Südwest- bis Ostasien und erjagt seine Beute vor allem nachts durch lautloses Anschleichen. Tiger sind Einzelgänger. (6)

Das Spiel des Tigers

Der Tiger schleicht durch das Gebüsch:
Schleicht jetzt auf allen Vieren leise und kraftvoll wie ein Tiger durch die Turnhalle
→ rechte Hand und linkes Bein nach vorn
Hebt schwer und kraftvoll die Pranke.
Wenn ihr einem anderen Tiger begegnet, könnt ihr ausweichen.
Vielleicht dann auch einmal anhalten und ihn anschnurren.
Ihr könnt auch fragen: Darf ich dich einmal anbrüllen?
Nun seid ihr genug herumgetigert. Steht bitte auf. Wir probieren jetzt die Bewegung des Tigers im Stehen.

Der Tiger steht im Unterholz
Wir versuchen so dazustehen wie der Tiger, wenn er im Gebüsch auf seine Beute lauert.
Mit den Füßen (den großen Hinterpfoten) steht er fest auf dem Boden. Ein bisschen krallt er sich mit den Zehen in den Boden. Die Füße stehen dicht beieinander, die Hände hängen erst mal locker an der Seite.
Nun formt ihr eure Hände zu Tigerkrallen, und bewegt die Tigerkrallen etwas nach vorn, ungefähr in Hüfthöhe vor dem Bauch sollen sie zur Ruhe kommen.
Nun sinkt leicht in die Knie. (Schultern entspannt, Oberkörper leicht nach vorne) Der Blick geht geradeaus, der Tiger beobachtet, ob es in der Nähe etwas für ihn zu fressen gibt.

Der Schritt des Tigers
Steht fest auf dem rechten Fuß, stellt nun den linken Fuß nach vorn. Die Tigerkrallen nach vorn und im Kreis zurück vor die Hüften bringen. Der Tiger schaut nach vorn und richtet seinen Oberkörper auf.
Tigerkrallen lockern und den rechten Fuß nach vorn zum linken Fuß stellen und dabei die Hände erst zur Mitte und dann wieder vor die Hüften bringen. Ganz leise hebt der Tiger auch den rechten Fuß und setzt ihn nach vorne. Mit seinen großen Pranken schiebt er das Gebüsch zur Seite.
So geht er leise Schritt für Schritt nach vorn und schaut, ob es für ihn etwas zu fressen gibt.

Der Tiger stürmt aus dem Gebüsch (aus einer Höhle)
Der Tiger macht wieder einen Schritt mit der linken Fuß nach vorn, er stellt sich breit und fest auf den Boden. Seine Pranken hat er erst vor dem Bauch hängen, dann hebt er die Pranken und zieht sie vor dem Gesicht auseinander. Er schaut nun durch die linke Tatze nach vorn. Dabei schaut er wütend und sieht ganz gefährlich aus. Dann geht er etwas nach vorn mit dem Gewicht auf den linken Fuß, entspannt seine Pranken und bewegt sie nach unten. Mit dem rechten Fuß kommt er nun zum linken Fuß. Nun geht er mit dem rechten Fuß einen Schritt nach vorn, stellt sich wieder breit hin, nimmt die Hände vor sein Gesicht und zieht die Pranken auseinander.
„Schaut nun wieder wie ein wütender Tiger durch die vordere Hand".
So geht der Tiger nun ein paar Schritte nach vorn.

Der Tiger zeigt seine Macht
Wieder macht der Tiger einen breiten Schritt nach links vorne. Erst lässt er seine Pranken vor dem Bauch hängen, dann hebt er die Tigerpranken und zieht sie vor der Brust nach außen, dann drückt er rechts und links das Gebüsch nach unten, richtet seinen Oberkörper auf und zeigt allen wie groß und stark er ist. Nun entspannt er die Tigerpranken wieder und stellt den rechten Fuß zum linken dazu. Dann macht er den Schritt nach rechts. Er zeigt nun den anderen Tieren wie groß und mächtig er ist und geht weiter durch den Dschungel.

Der Tiger stürzt sich auf seine Beute (Der Tiger fängt sich ein
                                        Wildschwein)
Mit dem linken Fuß macht der Tiger wieder einen breiten Schritt nach vorne. Er hält seine Tigerpranken vor dem Bauch, holt ein wenig nach rechts aus und macht einen Kreis nach oben. Nun bewegt er seine Pranken blitzschnell nach links unten und fängt sich ein Wildschwein. Er hebt jetzt den Kopf und schaut nach, ob ein anderer Tiger ihm die Beute wegnehmen will, oder ob noch es noch etwas für ihn zu fressen gibt. Dann legt er das Wildschwein zur Seite, stellt den rechten Fuß nach vorne zum linken dazu. Jetzt macht er einen Schritt nach rechts, hebt wieder seine Pranken und fängt sich noch ein Wildschwein. Wenn er genug gefangen hat, legt er sich erst mal auf die Wiese und macht ein Schläfchen.

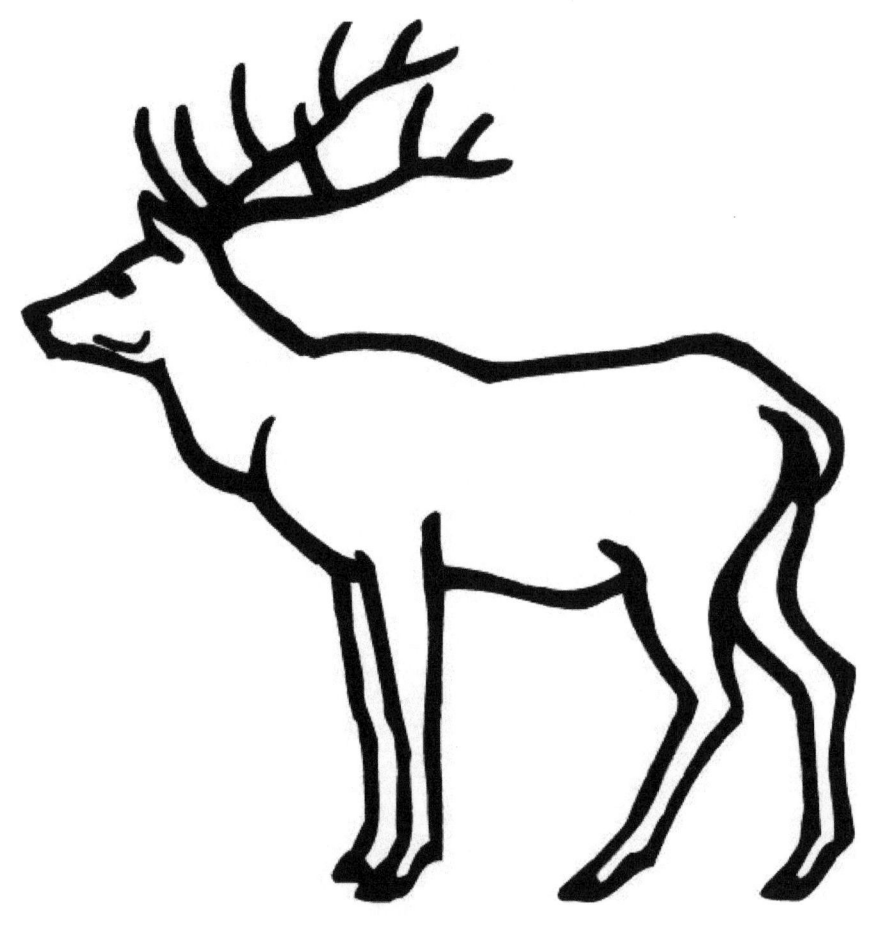

Hirsch

Kurzinformation zum Hirschen
Hirsche, mit ca. 40 Arten weltweit verbreitete Huftiere, die 0,8-3 m lang und bis 1,5 m hoch werden können. Rothirsche, Rehe und Damhirsche leben in den Wäldern Mitteleuropas. Hirsche leben in Rudeln und ernähren sich von Gräsern, Knospen, Blättern und auch Baumrinden. (6)

Das Spiel des Hirschen

Der Hirsch schreitet durch den Wald und über eine Wiese.
Versucht euch wie ein Hirsch durch unsere Turnhalle zu bewegen. Zuerst auf allen Vieren, später könnt ihr euch dann auch hinstellen. Denkt dabei an die Hirsche, die wir im Tierpark gesehen haben. Die Hirsche tragen ein großes Geweih auf dem Kopf.
Wir legen uns ein Sandsäckchen auf den Kopf, aber das Geweih des Hirschen ist noch viel schwerer. Bewegt euch nun durch die Turnhalle, ohne dass das Sandsäckchen herunterfällt.
Wenn sich zwei Hirsche begegnen, können sie sich mit den Schultern oder den Köpfen vorsichtig wegdrücken. Manchmal brüllen (röhren) sich die Hirsche auch an. Wenn ihr einem anderen Hirschen begegnet, fragt vorher: „ Darf ich dich einmal anbrüllen?"

Nun wollen wir uns wie ein Hirsch im Qigong bewegen.

1. Schritt des Hirschen
Der Hirsch schreitet durch den Wald. Er streckt seine Beine und auch die Arme, die Hirschhände zeigen zum Boden. Nun stellt sich der Hirsch ganz fest auf den rechten Fuß und hebt den linken Fuß ein wenig vom Boden. Dabei entspannt er seine Arme und Hände. Dann spannt er wieder sein linkes Bein und die Arme an. Das linke Bein streckt er ein wenig nach vorn. Der Oberkörper bleibt aufgerichtet. Nun versucht der Hirsch mit dem linken Fuß das Laub auf dem Boden zur Seite zu schieben. Dazu kreist er leicht mit dem Fuß über den Boden, dann zeigt er mit den Zehenspitzen zum Boden, danach noch mit der Ferse. Wenn das Laub weggeräumt ist, setzt er den Fuß wieder auf den Boden. Jetzt kann er seine Arme entspannen und geht einen Schritt nach vorn, um sich wieder zu strecken.
So schreitet der Hirsch jetzt Schritt für Schritt durch den Wald.

2. Der Hirsch reckt seinen Rumpf
Inzwischen ist der Hirsch am Waldrand angekommen. Er möchte jetzt über die Wiese, die vor ihm liegt schreiten. Wieder setzt er den linken Fuß gestreckt nach vorn. Er entspannt jetzt leicht seine Arme und geht mit seinem Gewicht ein wenig nach vorne auf den linken Fuß. Dann streckt er die Arme, drückt mit seinen Hirschhänden zum Boden und reckt seinen
Oberkörper. Er schaut sich nun um, ob er auf der Wiese etwas entdecken kann. Es ist Nichts zu sehen. Jetzt kann er sich wieder ein wenig entspannen und einen Schritt nach vorne machen. Schon muss er sich wieder strecken. Langsam schreitet der Hirsch so Schritt für Schritt über die Wiese.

3. Der Hirsch reckt sich nach vorn
Jetzt ist der Hirsch schon viele Schritte über die Wiese gegangen. Er bekommt Lust sich nun auch einmal nach vorne ausstrecken. Dazu streckt er sein linkes Bein wieder nach vorne und setzt den Fuß mit der ganzen Sohle fest auf. Dann entspannt er seine Hände und lässt sie langsam am Körper vorbei nach oben steigen, dabei verlagert der Hirsch nun sein Gewicht nach vorne. Wenn die Hände in Achselhöhe sind, streckt der Hirsch die Arme und Hände - Finger zusammenhalten - weit nach vorn, im Rücken bleibt der Hirsch dabei gerade. Er schaut nach vorn über die Wiese, dann nimmt er langsam seine Hände zurück zum Körper und bringt sie wieder nach unten. Dann geht er mit dem rechten Bein auch nach vorn und steht wieder gut aufrecht auf der Wiese. Danach geht er mit dem rechten Fuß zuerst nach vorn ....

4. Der Hirsch springt
Auf der Wiese liegen noch einige umgestürzt Bäume. Der Hirsch muss darüber springen um vorwärts zu kommen. Zuerst duckt er sich ein wenig und nimmt seine Hirschhände nach hinten. Dann hebt er vorsichtig das linke Bein etwas und springt nun nach vorne. Dabei streckt er die Hirschhände und Arme auch nach vorne. Danach senkt er langsam wieder die Arme bis zu den Hüften und streckt sich wieder. Der Kopf ist ganz aufgerichtet.
Der Hirsch möchte weiter so über die Wiese springen. Er duckt sich also wieder ein wenig, hebt das rechte Bein und springt noch einmal nach vorne. Wieder nimmt er dabei seine Arme und auch die Hirschhände weit nach vorn. Wenn er die Hände langsam zurück zu den Hüften gesenkt hat, reckt er sich wieder und hält seinen Kopf gut aufgerichtet. So springt der Hirsch jetzt immer weiter über die Wiese, bis er schließlich ganz müde wird.

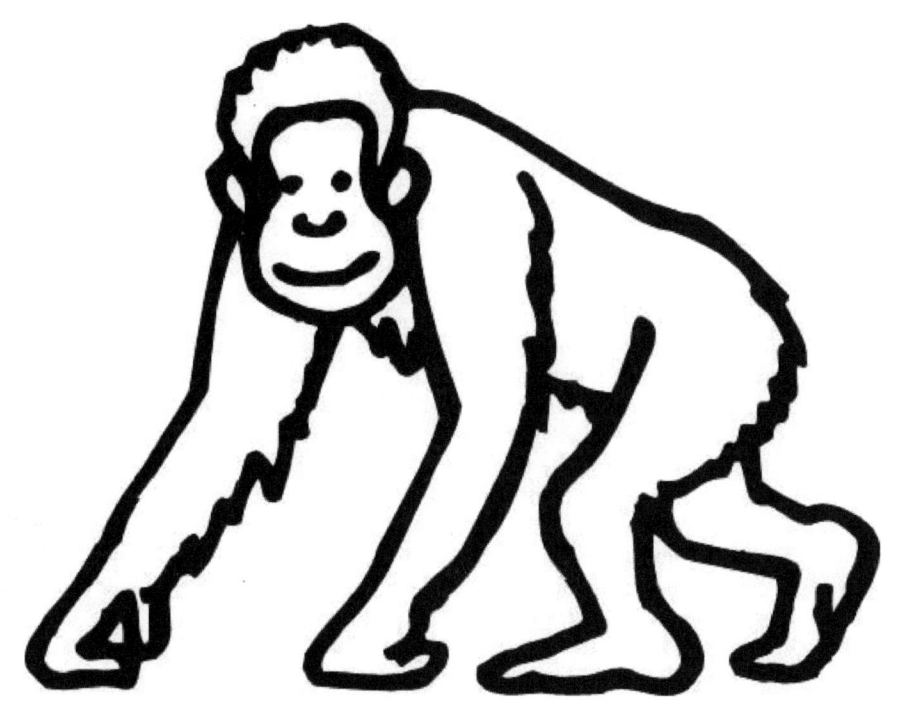

Affe

Kurzinformation zum Affen
Säugetiere, die den Menschen am nächsten verwandt sind. Ihre geistigen Fähigkeiten sind bei einigen Arten hoch entwickelt. Sie leben in warmen tropischen Ländern und ernähren sich meist von Pflanzen, Früchten und Insekten. Sie können mit Händen und Füßen greifen und sehr gut klettern. (6)

Das Spiel des Affen

Heute wollen wir uns einmal wie Affen bewegen. Affen können auf allen vieren laufen, springen, kriechen, an Seilen schaukeln und zwischendurch auch noch schreien. Bewegt euch nun auch wie Affen durch den Raum.
Auf dem Boden liegen Tücher, die können die Affen aufheben und wieder wegwerfen. *(Hackenhand üben! – durch vormachen)* Die Affen können sich gegenseitig die Tücher zuwerfen. Probiert das eine Weile aus.

Nun wollen wir üben wie sich ein Affe im Qigong bewegt.

1. Schritt des Affen
Es war einmal ein Affenkönig, der lebte weit weg von uns in einem Urwald. Am Nachmittag bekam er ein wenig Hunger und beschloss auf die Suche nach Essen zu gehen. Dazu stellte er sich zuerst auf beide Füße *(Grundstellung)* und nahm seine Hackenhände vor den Körper, dann drehte er sich ein wenig zur rechten Seite. Er hob nun den linken Fuß etwas hoch und stellte ihn nach vorne ab, dann öffnete er vorsichtig seine Hackenhände und schob damit das Gebüsch zu beiden Seiten weg, damit er mehr Platz zum Stehen hatte und besser nach vorne schauen konnte. Da er nichts auffälliges entdeckte, stellte er den rechten Fuß einen Schritt nach vorn zum linken Fuß und brachte dabei seine Hackenhände wieder nach vorn vor den Bauch.
Jetzt drehte er sich etwas nach links, stellte den rechten Fuß nach vorn, öffnete wieder seine Hackenhände um das Gebüsch zu den Seiten wegzudrücken. So konnte er gut nach vorne sehen und beobachten ob noch andere Affen im Urwald spazieren gehen.
Langsam und Schritt für Schritt ging der Affenkönig so weiter durch den Urwald.

2. Der Affe blickt verstohlen um sich (Der Affe lauscht)
Als der Affenkönig eine Weile so durch den Wald gegangen war, hörte er plötzlich ein lautes Geräusch. Er blieb stehen, drehte sich etwas nach rechts, duckte sich ein wenig, hob dann vorsichtig den linken Fuß um ihn ganz leise nach vorne aufzusetzen, dabei hob er auch ganz vorsichtig seine linke Hackenhand und hielt sich die vor die Stirn. Seine rechte Hackenhand drehte er langsam ein wenig nach hinten zu seiner Hüfte hin. So stand der Affenkönig ganz leise und konnte nun seinen Kopf erst

nach links und dann nach rechts drehen, aber er konnte nicht sehen woher das Geräusch kam.
Also drehte er sich ein wenig zur Mitte, stellte den rechten Fuß nach vorn und nahm die rechte Hackenhand mit nach vorn und vor den Kopf. Jetzt konnte er wieder das Gebüsch, das ihm im Weg war zu beiden Seiten mit geöffneten Händen herunterdrücken und nach vorne schauen. Noch immer nichts zu sehen.
Also nahm er seine Hackenhände wieder vor den Bauch, drehte sich ein wenig nach links und ging mit dem rechten Fuß einen kleinen Schritt nach vorn, nahm die rechte Hackenhand vor die Stirn und die linke Hand etwas nach hinten vor die Hüfte. Er blickte sich nach beiden Seiten um, konnte aber wieder nichts erkennen. So beendete er den Schritt nach vorn, schob wieder mit beiden geöffneten Händen das Gebüsch zur Seite und brachte seine Hackenhände wieder vor den Bauch zurück. Und so schlich der Affe nun noch weiter durch den Urwald.

3. Der Affe pflückt Pfirsiche
So kam der Affe an einen Pfirsichbaum. Er sah die schönen reifen Pfirsiche und wollte gerne davon pflücken. Er stellte dazu seinen linken Fuß nach vorn erst mal auf die Zehenspitzen, öffnet seine Hände leicht nach vorn. Dann stellt er den linken Fuß ganz auf und hebt seine Hände ein wenig nach oben und sucht sich die schönsten Pfirsiche aus. Dann streckt er sich nach vorn und oben um die Pfirsiche zu pflücken. Sofort nimmt er seine Hände wieder ein wenig zurück und steht fest aber ein wenig geduckt auf beiden Beinen. Die beiden Pfirsiche bringt er im Bogen mit seinen Händen neben dem Körper nach unten, geht dabei mit dem rechten Bein bis zum linken Bein und hält wieder seine Hakenhände vor dem Bauch.
Er will noch mehr Pfirsiche pflücken. Also geht er jetzt mit dem rechten Fuß ein wenig nach vorne ...

4. Der Affe bietet die Früchte dar
Bald hatte der Affenkönig sich so richtig satt gegessen. Er nahm aber noch einige Pfirsiche mit und wollte andere Affen damit ärgern. Er zeigte dem anderen Affen die Pfirsiche. Dazu stellte er den linken fuß nach vorn, hob seine Hände in der Mitte hoch und hielt dem Affen die Pfirsiche hin. Er fragte: „Möchtest du gerne Pfirsiche essen? Nein, ich gebe dir aber keine"
Und zog so schnell die Hände mit den Pfirsichen wieder zurück und versteckte die Pfirsiche hinter seinem Rücken *(Bogenlinie)*. Er stellte den rechten Fuß dabei nach vorne zum linken Fuß und hielt auch seine Hände wieder vorn vor dem Bauch. Nur um jetzt wieder einen Schritt mit dem rechten Fuß nach vorn zu machen und die Pfirsiche zum Zanken zu zeigen.

Literatur:

(1) Heinz Bach; Sonderpädagogik im Grundriss; 1976

(2) Richtlinien für die Schule mit dem Förderschwerpunkt ganzheitliche Entwicklung und Lehrplan zur sonderpädagogischen Förderung von Schülerinnen und Schülern mit dem Förderbedarf ganzheitliche Entwicklung
Ministerium für Bildung, Frauen und Jugend; September 2001

(3) Jiao Guorui: Das Spiel der fünf Tiere
Bearbeitet und herausgegeben von Gisela Hildenbrand
Medizinisch Literarische Verlagsgesellschaft Uelzen 2001

(4) Windpferd Music - Engel, die himmlischen Helfer
    Arnd Stein   - Am Meer
    Anthony Bolton - Glücksgefühle
    Oliver Shanti   - Taichi

(5) Brunner / Altner: Qigong in der Schule
    Entspannung, Konzentration und Ruhe
    Verlag an der Ruhr 2004

(6) Herder Grosses Kinder & Jugendlexikon

Anne Merz

BEI GRIN MACHT SICH IHR WISSEN BEZAHLT

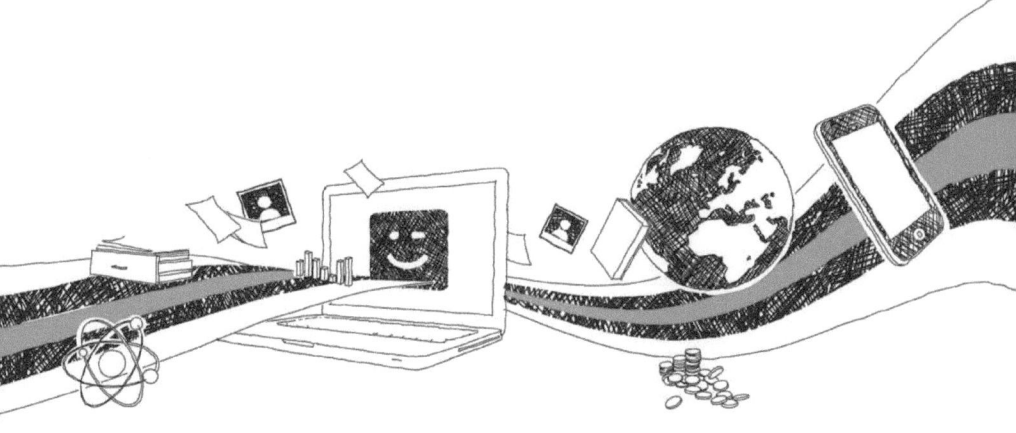

- Wir veröffentlichen Ihre Hausarbeit, Bachelor- und Masterarbeit

- Ihr eigenes eBook und Buch - weltweit in allen wichtigen Shops

- Verdienen Sie an jedem Verkauf

Jetzt bei www.GRIN.com hochladen und kostenlos publizieren

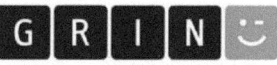